Pilates im Alltag für Einsteiger

Mit Pilates Schritt für Schritt zu aufrechter Körperhaltung, verbesserter Beweglichkeit und neuem Lebensgefühl

Carlotta Meinders

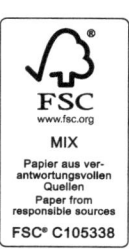

Alle Ratschläge in diesem Buch wurden sorgfältig erwogen und
geprüft. Eine Garantie kann dennoch nicht übernommen werden.
Eine Haftung des Autors beziehungsweise des Verlags für jegliche
Personen-, Sach- und Vermögensschäden ist daher ausgeschlos-
sen.

INHALT

Das erwartet Sie in diesem Buch

Fühlen Sie sich verspannt und ungelenkig? Und möchten Sie eine moderne und für Sie neue Sportart erlernen? Dann ist dieses Buch die perfekte Wahl! Dieser Ratgeber wird Sie Stück für Stück in die Welt von Pilates einführen. Sie werden erfahren, wie Sie die vielfältigen Pilates-Übungen in Ihren Alltag integrieren können und interessante Fakten und Hintergrundinformationen zum Thema Pilates kennenlernen. Ihr Körper wird sich innerhalb weniger Einheiten völlig anders anfühlen und Ihr Lebensgefühl wird Sie viel leichter durchs Leben tragen.

Pilates führt dazu, dass Sie eine aufrechtere Körperhaltung bekommen, Sie werden mit regelmäßigem Training Ihren Körper dauerhaft zum Guten umformen und Ihre Muskeln stärken. Nicht nur Ihre oberflächliche Muskulatur wird durch Pilates-Training gefordert, auch Ihre tief liegenden Muskeln werden nicht ausgelassen. Lassen Sie sich von den neugewonnenen Erkenntnissen inspirieren und finden Sie die zu Ihnen perfekt passende Sportart. Nicht nur Sie interessieren sich in diesem Ratgeber für diese Methode der Körperstärkung. Viele Prominente schwören auf sie. Werden sie gefragt, wie sie sich so fit und ihren Körper so geschmeidig halten, ist Pilates immer eines der Geheimnisse. Megan Fox, Sandra Bullock, Kate Winslet oder Gwyneth Paltrow sind nur einige von den begeisterten Promis.

Dieser Ratgeber garantiert Ihnen eine völlig andere Sicht auf die Muskulatur des Menschen. Sie werden merken, wie leicht sich der Körper nach nur wenigen Einheiten anfühlt. Lassen Sie sich überraschen und zögern Sie nicht länger! Ihrem Wohlfühlkörper steht nichts im Wege.

Was ist Pilates?

Pilates ist nicht nur eine Art von Sport, sondern sie ist auch eine Art der Bewegung. Das Ziel von Pilates ist es, die Methode nicht nur bei den Übungen selbst, sondern ebenso bei allen Bewegungen, die Sie im Laufe des Tages und in Ihrem ganzen Leben ausführen, anzuwenden. Mit der Philosophie von Pilates sollte Bewegung Teil Ihres Lebens sein. Es geht nicht um die Anzahl und Häufigkeit der ausgeführten Bewegungen, es ist viel wichtiger, die Körperhaltung bewusst zu spüren und bei einer Veränderung der Haltungen ihr nachzuspüren. Die meisten Bewegungen führen wir unbewusst aus; weil wir sie in unserem Gehirn abgespeichert haben, weiß der Körper, was er wann bewegen muss, um in die gewünschte Position zu kommen. Doch Ihr Gehirn kann neue Nervenverbindungen schaffen!

Wenn Sie beispielsweise immer wieder eine Pilatesübung sinngemäß ausüben, das heißt, Sie achten explizit auf die angespannten Muskelgruppen, die gerade arbeiten, wird eine andere Nervenverbindung geschaffen. Die Nervenstränge werden dicker und Ihr Gehirn kann in Bezug auf diese Übung anders funktionieren. Umso mehr wir dann diese Verbindung nutzen, umso kräftiger wird sie auch. Pilates verleiht Ihnen dadurch eine bessere Körperwahrnehmung. Wenn Sie alle Teile Ihres Körpers mehr wahrnehmen, werden Sie selbstbewusster. Auch bei Schmerzen können diese viel genauer lokalisiert werden. Vielleicht lernen Sie beim Beschäftigen mit Pilates auch die menschliche Körperanatomie besser kennen.

Wenn Sie genauer wissen, wo sich welcher Muskel, welcher Knochen, welches Körperteil oder welches Organ befindet, wird es Ihnen garantiert leichter fallen, sich in Ihrem Körper einzufinden, und Sie können leichter feststellen, wo Sie noch mehr Übung benötigen und was Sie bereits super können.

Pilates kann man als Ganzkörpertraining sehen. Gerade Muskelgruppen oder Körperpartien, die Sie sonst eher weniger trainieren oder beanspruchen, werden genutzt und gebraucht. Selbst, wenn Sie Sportler oder Sportlerin sind und eigentlich muskulös sind, heißt das nicht, dass auch Ihre, bis jetzt unwichtigen, Muskeln optimal genutzt werden. Gerade die Tiefenmuskulatur kommt bei gewöhnlichem Krafttraining zu kurz.

Pilates ist für alle Altersgruppen perfekt geeignet, da es so gut an den Körperaufbau, die vorhandene Ausdauer und Kondition anpassbar ist. Manche Menschen nutzen es, um ihre Tiefenmuskulatur zu stärken, andere möchten Muskeln aufbauen und das Aussehen von Körperpartien ändern (z. B. die Stärkung der Oberschenkelinnenseite oder einen strafferen Bauch), wieder andere möchten durch Pilates eine aufrechtere Haltung erlangen. Pilates ist umfangreich; wenn Sie irgendwann einmal den Eindruck bekommen, Ihnen erscheint eine Übung zu leicht, dann können Sie diese bis zu einem gewissen Grad steigern, beispielsweise durch einen kleinen Wechsel Ihrer eingenommenen Position oder der Hinzunahme von speziellen Hilfsmitteln im Pilates-Bereich.

DIE SECHS GRUNDPRINZIPIEN

Beim Pilates gibt es sechs wichtige Grundprinzipien, diese sind die Grundlage für ein erfolgreiches Ausüben dieser Sportart. Sie werden Ihnen dabei helfen, das Prinzip von Pilates zu verstehen, und sie bieten Ihnen zusätzliche Hintergrundinformationen und zeigen Ihnen die Grundlage, auf der Pilates basiert. Für Anfänger ist es wichtig zu wissen, dass es am Anfang sehr überfordernd und kompliziert sein kann, sich alle sechs Grundprinzipien zu merken und auch sie anzuwenden. Trotzdem lohnt es, sich die sechs Grundprinzipien mit der Zeit zu Herzen zu nehmen. Diese sechs Anregungen können Ihnen einen Denkanstoß für Ihr Leben geben, nicht nur einen im Training. Alles aus dem Pilatestraining lässt sich wunderbar in Ihren Alltag integrieren.

Konzentration
Pilates erfordert höchste Konzentration und verbessert die Aufnahmefähigkeit im Allgemeinen.

Das Zusammenspiel von Gedanken und ausgeführten Bewegungen wird gestärkt. Die entsprechenden Körperteile und Muskelgruppen werden von Zeit zu Zeit mental intensiver wahrgenommen. Pilates ist am wirkungsvollsten, wenn Sie konzentriert sind. Sie sollten immer den nächsten Schritt im Hinterkopf behalten und welche Muskeln Sie für eine korrekte Haltung benötigen. Deshalb ergibt es für Sie auch viel mehr Sinn, wenn Sie Pilates in einem geordneten Umfeld ausüben und sich für das Training Zeit nehmen, anstatt es zwischendurch in knapper Zeit zu absolvieren.

Kontrolle

Der Pilates-Begründer selbst nannte Pilates anfangs nur „contrology". Dies sagt schon vieles über das Konzept von Pilates aus. Gerade für Einsteiger ist es schwer, ab der ersten Einheit im Pilates die volle Kontrolle über den eigenen Körper zu haben. Umso mehr Übungen Sie kennenlernen werden, umso besser werden Sie sie in Zukunft ausführen können und ähnliche Übungen mit identischen Bewegungsabläufen werden Sie schneller perfekt beherrschen. Es geht immer darum, die Bewegungen bestmöglich auszuführen, anstatt die Anzahl der Wiederholungen zu zählen und auf diese zu achten. Sie werden bemerken, dass Sie mit einem kontrollierten Körper Ihre Ziele lieber erreichen wollen.

Zentrierung

Wenn man sich zentriert, muss man zuerst seinen Körperschwerpunkt finden. Dieser kann bei jedem Menschen woanders liegen. Mal ist er höher oder tiefer. Die Lage dieses Punkts beeinflusst jede Übung, so fällt sie Ihnen vielleicht leichter oder sie wird dadurch schwerer für Sie. Bei jeder Übung im Pilates ist es wichtig, sein „Powerhouse" zu aktivieren. Dabei zentriert sich der Körper in der Mitte. Dadurch erlangt man zusätzlich mehr Stabilität und kann mehr Halt gewinnen. Vor jeder Übung muss diese Stabilität neu gefunden werden. Man arbeitet immer aus der Mitte heraus; erst, wenn der Rumpf stabilisiert ist, ergibt es Sinn, die Arme und Beine zu bewegen.

Powerhouse – ist die Körpermitte. Sie ist das sogenannte „Kraftzentrum" des Körpers. Um das Powerhouse vollständig zu aktivieren, müssen die Bauchmuskulatur (schräge und quere), die tief liegende Rückenmuskulatur und die Beckenbodenmuskulatur genutzt werden. Diese Muskelgruppen werden auch vor allem beim Pilates-Training gestärkt und trainiert. Um die Arme und Beine mit vollständiger Kraft nutzen zu können, ist er es sehr von Vorteil, wenn man eine „trainierte Mitte" hat.

Atmung

Bei der gesamten Atmung während des Pilates-Trainings ist es wichtig, dass man sie selbst gut wahrnehmen kann. Die Atmung gewinnt dadurch mehr Beachtung. Bisher haben Sie die Atmung vielleicht als etwas Selbstverständliches wahrgenommen, doch wenn es die Muskeln, die bei dem Atemvorgang funktionieren, nicht gäbe, könnten wir nicht täglich atmen. Am Anfang kann es verwirrend sein, sich nicht nur auf den eigenen

Körper konzentrieren zu müssen, sondern zusätzlich noch auf die Atmung. Sie ist sehr hilfreich und wird Ihnen bald zeigen, wie sehr sie die Übungen begleitet. Bei tiefer und richtiger Atmung ist eine ausreichende und maximale Sauerstoffversorgung der Muskeln gewährleistet.

Es gibt folgende Grundregel für die Atmung: Beim Einatmen bereitet man sich auf die Übung vor und beim Ausatmen führt man die Übung aus.

Pilates wird Sie wieder dazu bringen, Ihre Atmung zu kontrollieren und den natürlichen Atemfluss am Fließen zu behalten.

Bewegungsfluss

Die Lehre von Pilates steht für ein Leben in Bewegung. Dabei wird darauf geachtet, dass bei den Übungen die aufeinanderfolgenden Übungen übergangslos ineinanderfließen. Es sind nicht, wie beispielsweise beim Yoga, Übungen, in denen verharrt werden muss, sondern die Übungen werden durch die mehrfache Wiederholung ausgezeichnet. Erst durch die Bewegung werden die Muskeln aktiv und stärker. Umso besser Sie eine Übung beherrschen, umso leichter fällt es Ihnen, einen perfekten Übergang in die nächste Bewegung zu finden. Nicht nur der Übergang an sich ist wichtig, sondern auch der Zeitpunkt, wann sie die Übung wechseln sollten.

Präzision

Beim Pilates wird der Sinn für die Feinheiten gestärkt und ausgebaut. Mit den Abläufen lernt man gleichzeitig, dass es besser ist, sie präzise und vielleicht zunächst erst einmal langsam auszuüben. Diese Präzision steht über Hektik und Unachtsamkeit. Sie ist ein Ziel, auf das man sich im Lauf der Ausübung fixieren und hinarbeiten kann. Sie entscheidet auch darüber, ob man es schafft, alle nötigen Muskeln zu aktivieren, dann erfüllt die Bewegung den größten Zweck. Wenn Sie von Anfang an mit höchster Präzision die Übungen ausführen, wird es Ihnen leichter fallen, mögliche Fehler zu erkennen, und Ihnen fällt eine Korrektur leichter.

DER BEGRÜNDER JOSEPH PILATES

Joseph Hubertus Pilates wurde am 9. Dezember 1883 in Mönchengladbach geboren. Er hatte neun Geschwister. Sein Vater war genauso wie Pilates selbst sportbegeistert, er war Turner. Er ist deutscher und US-amerikanischer Herkunft. Er wird weltweit als Begründer von Pilates gesehen und schaffte es, dass Pilates bis heute eine angesehene Methode der Körperstärkung ist.

Joseph Pilates erkrankte bereits im Kindesalter an Asthma, rheumatischem Fieber und Rachitis, aber diese Erkrankungen schafften es nicht, ihm in den jungen Jahren seines Lebens die Lebensfreude und vor allem nicht die Freude am Sport und an der Bewegung zu nehmen. Er trainierte schon im Kindes- und Jugendalter seinen Körper, gerade wegen seiner Krankheiten, intensiv und probierte unterschiedliche Sportarten aus. Da sein Vater für kurze Zeit ein eigenes Turnstudio besaß, übte er sich auch im Turnen und in der Gymnastik. In einem Interview behauptete Pilates später, er habe in jungen Jahren ein Anatomie-Buch geschenkt bekommen, in diesem hätte er jede einzelne Seite mit jedem einzelnen Körperteil angeschaut und studiert. Während er diese Teile des Körpers betrachtete, bewegte er diese dabei. Vor allem der medizinische Teil der späteren Pilates-Methode begeisterte ihn und die Anatomie des menschlichen Körpers verhalf ihm zur Ausarbeitung seiner Methode.

Im Alter von 14 Jahren war er Model für Zeichnungen vom anatomischen Aufbau des Körpers. Zu dieser Zeit hatte er seinen eigenen Körper schon so sehr gestärkt und gekräftigt, sodass er dazu geeignet war. Einen weiteren Job, den er in jüngeren Jahren ausübte, war der als Gehilfe in einer Brauerei in Mönchengladbach.

1905 heiratete er seine erste Frau Katharina Maria. Ende dieses Jahrs kam ihre gemeinsame Tochter Helene auf die Welt. 1908 bekamen sie noch einen Sohn, er hieß Hans Heinrich. Dieser starb jedoch, bevor er ein Jahr alt wurde. 1913 starb seine erste Frau. Zu diesem Zeitpunkt lebte er schon in England. Mit ihr zusammen hatte er ein eigenes Kind und später hatten sie ein weiteres adoptiert. Ein Jahr später, 1914, lebten seine beiden Kinder nicht mehr bei ihm. Sie lebten bei seinen Eltern und denen seiner verstorbenen Frau.

Joseph Pilates wechselte im Lauf seines Lebens sehr oft die Wohnorte. Er lebte nicht nur in Deutschland, sondern auch in den USA und England.

Er selbst musste in dieser Zeit Geld verdienen und hielt sich mit mehreren Jobs über Wasser. Im Ersten Weltkrieg wurde er mit anderen Deutschen vom englischen Staat in Gewahrsam genommen und in einem Lager nahe Lancaster von den anderen Bürgern separiert. Danach folgte ein zweites Lager auf der Isle of Man. Dort litt er stark unter der Langweile und dem Freiheitsentzug. Er konnte die Zeit aber nutzen, um seine Mitgefangenen zu trainieren, und er arbeitete auf der Krankenstation mit. Dort kam ihm auch der Gedanke, wie man mit einfachen Mitteln bettlägerige Menschen trainieren kann.

Nach dem Ende des Ersten Weltkrieges kehrte er in seine Heimat Deutschland zurück. Im Herbst

1919 heiratete er seine zweite Frau Elfriede in Nordrhein-Westfalen. Leider verstarb auch diese im Jahr 1931 in Düsseldorf. Anfang der 1920er-Jahre gehörte ihm eine Boxschule in Gelsenkirchen. Das Boxen war seine neue Leidenschaft. Er kämpfte in diesem Jahr auch selbst als Boxkämpfer im Ring, jedoch weitestgehend erfolglos. Er entwickelte sämtliche Sportgeräte für Pilates. Ihm kam in den Sinn, dass er nicht mehr länger seine eigene Kraft nutzen musste, wenn er für Rheuma-Patienten Geräte bauen kann, die die Körperteile in die erwünschte Position schieben können. Heute ist sein allererstes Gerät besser bekannt als Foot Corrector. Für diesen meldete er 1923 ein Patent an. Ab 1923 lebte er drei Jahre lang in Hamburg. In Hamburg arbeitete er mit vielen privaten Kunden zusammen. Unter anderem mit Polizisten, diese trainierte er in Verteidigung für den Beruf. In der Zeit, in der er in Hamburg lebte, befasste er sich intensiv mit bereits vorhandenen Methoden der Körperstärkung. Pilates las viele bekannte Bücher von Experten für Körperbewegungslehren und traf sogar den Bewegungstheoretiker Rudolf von Laban. Er kam zu dem Entschluss, dass vorrangig Tanz, Kraftsport, Boxen und fernöstliche Bewegungslehren, wie z. B. Yoga, die optimale Kombination für seine neue Methode sind.

Nach seiner Zeit in Hamburg entschloss er sich zu einem Umzug in die USA. 1923 reiste er das erste Mal dorthin, um ein zweites Sportgerät patentieren zu lassen, nämlich den Universal Reformer. 1925 zog er komplett von Hamburg in die Vereinigten Staaten. Dort lernte er seine dritte Frau Clara kennen.

In den 1920er-Jahren eröffnete Pilates sein erstes Pilates Studio in New York, genauer gesagt in Manhattan. Zusammen mit seiner Frau Clara unterrichtete er dort zuallererst Balletttänzer des New York City Balletts. Nicht nur die Tänzer, sondern auch die Choreografen nahmen am dortigen Unterricht teil. Er war dafür bekannt, verletzte Tänzer wieder auf die großen Bühnen zu bringen. Pilates und seine Frau Clara erwarteten von ihren Kunden Selbstständigkeit und schnelles Erlernen von Neuem. So wurde erwartet, sich die Pilates-

Methode zu Herzen zu nehmen und so schnell wie möglich umzusetzen.

Er veröffentlichte einige Bücher und zahlreiche Artikel wurden über ihn geschrieben. Im Jahr 1934 kam sein Buch „Your Health" auf den Markt, 1945 sein zweites Buch „Return to Life Through Contrology". In diesem Buch beschrieb er nicht nur den Aspekt des Pilatestrainings selbst als förderlich für die Gesundheit, sondern auch die richtige Ernährung, den Ausgleich zwischen Arbeit und Ruhe, erholsamen Schlaf und guter Körperhygiene. Die Methode speziell für verletzte Tänzer wurde als so gut befunden, dass sie bei Ärzten und in Krankenhäusern als Heilungs- und Aufbaumethode in der Therapie genutzt wurde. Pilates hielt Vorträge für Medizinstudenten und führte Weiterbildungen für Mediziner, vor allem für Chiropraktiker.

Im Jahr 1965 öffnete ein zweites Pilates-Studio von Joseph Pilates. Es befand sich in einem Kaufhaus von Henri Bendel. Er war begeisterter Kunde von Pilates und brachte ihn auf die Idee des weiteren Studios.

Am 9. Oktober 1967 verstarb Joseph Pilates im Alter von 83 Jahren im Lennox Hill Hospital in New York. Er starb an den Folgen eines Lungenemphysems. Das Lungenemphysem entstand aufgrund seines starken Rauchens von Zigarren. Dies ist paradox, da er fast sein gesamtes Leben lang predigte, dass die Atmung bedeutend für einen gesunden Körper ist. Zusätzlich zu den Zigarren konsumierte er auch regelmäßig Alkohol, wie z. B. Schnaps. Auch das schadet in großen Mengen und spricht sehr gegen sein entwickeltes Konzept der Körperstärkung. Sein Bekannter und Rechtsanwalt John Steele machte einige Besuche im Krankenhaus bei dem kranken Joseph Pilates kurz vor seinem Tod. Damals berichtete Pilates wütend, dass er sich über sich selbst sehr ärgern würde. Ihm war zu diesem Zeitpunkt bewusst, dass er lebenslang das richtige Atmen zelebriert hatte und sich gleichzeitig mit dem Inhalieren von Zigarrenrauch stark schädigte.

Seine letzte Ehefrau Clara Pilates und eine seiner Schülerin Romana Kryzanowska sorgten dafür, dass sein Pilates-Studio weitergeführt wurde.

Erst Jahre später, Ende der 1990er-Jahre, wurde seine entwickelte Methode Pilates weltweit bekannt. Diesen Erfolg hat Joseph Pilates vor allem Prominenten wie z. B. Madonna oder Oprah Winfrey zu verdanken. Sie entdeckten es für sich und viele machten und machen es ihnen heute noch nach. Der Mann dahinter blieb für viele im Schatten. Für Sie jetzt nicht mehr.

Wie gelingt ein Einstieg erfolgreich?

VORAUSSETZUNGEN

Zuerst einmal ist es, wie bei jeder Sportart auch, wichtig, dass Sie sich selbst körperlich gesund genug und wohlfühlen, um diesen Sport ausüben zu können. Sollten Sie zu irgendeinem Zeitpunkt Kreislaufprobleme oder ein Unwohlsein verspüren, machen Sie einfach eine Pause oder machen Sie mit einer leichteren Übung weiter. Wenn Sie ungewöhnliche Schmerzen verspüren, brechen Sie die Übung ab.

Zum Training selbst sollte man ausreichend Flüssigkeit (z. B. Wasser oder Tee) mitbringen, wenn Sie während des Trainings Durst verspüren, sollten Sie diesem Gefühl nachgehen, da bei einem Durstgefühl der Körper bereits ansatzweise dehydriert ist.

Ein guter Ort für Pilates

Als passender Ort für Pilates-Training eignet sich grundsätzlich jeder für Sie angenehme Ort, an dem Sie Ihre Matte ausbreiten können. Der Untergrund sollte gerade am Anfang bei Balance-Übungen eben und stabil sein. Es ist empfehlenswert, Pilates in einer ruhigen Umgebung auszuüben, so können Sie sich besser auf Ihren Körper konzentrieren und ihn wahrnehmen. Pilates-Studios sind extra so eingerichtet, dass sie auf diese Sportart ausgerichtet sind. Zur Testung des verschiedenen Trainingszubehörs empfiehlt es sich, in einem Kurs mehrere Probestunden zu absolvieren. So wird Ihnen der Einstieg erleichtert, Sie können bei Bedarf Fragen stellen und die Hilfsmittel austesten.

Das perfekte Outfit

Am besten tragen Sie funktions- und strapazierfähige Sportbekleidung. Sie hilft Ihnen, sich selbst wohlzufühlen, und trägt dazu bei, die Übungen gut ausführen zu können. Beim Pilates ist eng anliegende Bekleidung die beste Wahl. Auch, wenn Sie zu Hause vor dem Spiegel mit Selbstkontrolle oder zusammen mit einem/r ausgebildeten Pilates-Trainer/in Pilates praktizieren möchten, ist es deutlich einfacher für einen selbst oder einen Mitmenschen, zu bewerten, ob die Übung richtig ausgeführt wird. Das Gleiche gilt für den/die Trainer/in. Wenn derjenige, der Ihnen etwas zeigt, ebenfalls eng anliegende Kleidung trägt, ist es für Sie viel leichter zu erkennen, was Sie als Nächstes tun sollen. Falls es Sie stört, können Sie langes Haar zu einem Zopf oder mit einer Haarspange zurückbinden bzw. stecken. Für den Anfang kann es ebenfalls hilfreich sein, Sportklamotten mit Orientierungspunkten zu tragen, beispielsweise eine Hose mit Streifen an der Beinaußenseite. Dies ist gut, um zu sehen, ob bei einer Übung Ihr Bein ausgestreckt und gerade ist, und Sie können bestenfalls die Körperteile in die gewünschte Position bringen. Auch außen sichtbare Nähte sind eine perfekte Orientierungshilfe. Stellen Sie sich einmal vor den Spiegel und beobachten Sie, ob Sie womöglich schief dastehen. Damit Sie auf der Matte feststehen und nicht wegrutschen können, tragen Sie am besten gar keine Socken oder rutschfeste Socken mit Gumminoppen an der Sohle.

Pilates-Zubehör

Wie zuvor erwähnt, benötigt man für ein erfolgreiches Pilatestraining eine Gymnastikmatte. Es gibt spezielle Pilates-Matten, diese sind im Gegensatz zu den Yogamatten ein wenig dicker und dadurch weicher. Das wirkt sich während der Übungen positiv auf den Rücken und das Steißbein aus.

Um die Einheiten um einiges abwechslungsreicher zu gestalten, gibt es zahlreiche Hilfsmittel, die genutzt werden können. Diese werden Ihnen im Folgenden vorgestellt und erklärt.

<u>Das Pilatesband:</u> Pilatesbänder ähneln handelsüblichen Fitnessbändern. Es gibt sie in verschiedenen Stärkegraden. Je nachdem, welche Stärke man auswählt, wird es schwerer oder leichter. Die Grade erkennt man an den unterschiedlichen Bänderfarben. Die Bänder sind sehr praktisch und vielfältig einsetzbar, so kann man immer im gleichen Winkel und Abstand an dem Band ziehen und sieht somit selbst, ob die Bewegung richtig ausgeführt wird. Auch für Dehnungen nach dem Training sind sie gut geeignet, so kann man, falls man an ein Körperteil nicht drankommt, es näher an sich ziehen und die Dehnung intensivieren.

Es gibt auch noch kürzere Fitnessbänder, die in sich geschlossen sind. Sie kann man z. B. um die Oberschenkel oder Unterschenkel platzieren. Dadurch findet man den optimalen Abstand zwischen den Knien und die richtige Ausrichtung des Beckens. Dies kann ein Ausgangspunkt für eine Übung sein. Je nachdem, wie die Übung weitergeht, sind die kurzen Bänder wie auch die oben genannten Bänder ein Hilfsmittel, denn man merkt relativ schnell, wie weit man das Band dehnen und wie stark man ziehen sollte, damit sich der nächste Schritt noch im Rahmen befindet.

<u>Die Faszien-/Pilatesrolle:</u> Die Pilatesrolle ist so ziemlich das Gleiche wie eine Faszienrolle. Sie variiert in der Größe und es gibt sie in vielen verschiedenen Farben. Man sollte darauf achten, dass sie qualitativ hochwertig ist. Wenn Sie sich für ein günstigeres Modell entscheiden, kann es sein, dass die Rolle zu weich ist und Sie bei den Übungen einsinken und Abdrücke auf dem Material hinterlassen. Grundsätzlich gibt es aber die Härtegrade weich, mittel und hart. Sie haben nichts mit der Anwendung zu tun, sondern mit dem persönlichen Schmerzempfinden. Diese Rolle ist bei Balanceübungen einsetzbar, sie kann einen labilen Untergrund ersetzen. Beim Hin- und Herrollen ist mehr Gleichgewichtssinn gefordert. Durch den gleichbleibenden Abstand zwischen Rolle und Körper ist ein geschmeidigerer Übergang gewährleistet.

<u>Der Pilatesball:</u> Auch bei der Nutzung des Pilatesballs wird die Balance gefördert. Wenn man den

Ball z. B. unter einem seiner Knie positioniert, kann es wacklig werden und die Muskulatur muss schneller und besser reagieren. Der Ball kann auch zwischen die Knie, Füße oder Hände geklemmt werden und muss dabei zusammengedrückt werden. Somit kann man sich zentrieren.

Das Pilatespad: Die Oberfläche des Pads ist rutschfest. Das Pad kann instabilen Untergrund simulieren und so wird jede Übung effektiver, gleichzeitig ist es weicher als die Matte selbst. Die Hauptaufgabe des Pads ist es, die Balance zu fördern.

Der Pilatesring: auch Pilates Circle genannt. Er hat an den Seiten zwei Griffe, an denen man sich festhalten kann. Man kann den Ring genauso wie den Ball zusammendrücken und dadurch die Brustmuskeln, die Schultermuskeln und die Armmuskeln mehr beanspruchen und festigen.

Die Brasils: Die Brasils sind zwei kleine, ovale Sporthilfsmittel. Sie sind mit Sand und Luft befüllt und außen genoppt. Bereits beim Berühren wird die Durchblutung gefördert. Sie wiegen an sich nicht viel, nur 200 Gramm, aber durch den Einsatz wirken sie mit der Zeit meist schwerer. Bei einigen Übungen werden sie schnell, aber minimal geschüttelt, dabei reagieren die Tiefenmuskulatur und die Rumpfmuskulatur. Als Nebeneffekt wird die Haut durch regelmäßige Brasil-Work-outs straffer.

DAS POWERHOUSE AKTIVIEREN

Zuvor im Kapitel „Die sechs Grundprinzipien" lernten Sie bereits das Powerhouse kennen. Nun wird Ihnen erklärt, wie Sie es mit einer sehr einfachen Übung bzw. Atemtechnik aktivieren können. Bei den beiden folgenden Varianten liegen die offenen Handflächen der linken und rechten Hand auf den jeweiligen Rippenbögen. So spürt man deutlich besser mit der eigenen Hand, wie sich die Rippenbögen mit einer bewussteren Atmung ausdehnen und wieder verengen können.

1. Variante

1. Stellen Sie sich gerade und aufrecht auf Ihre Matte.

2. Bringen Sie Ihr Becken in die neutrale Position, indem Sie es nach vorn ausrichten.

3. Zum besseren Wahrnehmen legen Sie Ihre rechte offene Handfläche auf den rechten Rippenbogen und die linke offene Handfläche auf den linken Rippenbogen.

4. Nun atmen Sie durch die Nase tief ein. Am besten versuchen Sie, den Weg der einströmenden Atemluft zu verfolgen, indem Sie sich vorstellen, wie die Luft in Ihrer Körpermitte ankommt. Jetzt wird sich Ihre untere Rippe leicht öffnen.

5. Zunächst atmen Sie wieder durch den Mund aus. Sie sollten dabei den Bauchnabel nach innen Richtung Körperrückseite ziehen.

6. Atmen Sie auf diese Weise erneut ein und aus.

7. Wiederholen Sie das so lange, bis Sie spüren, wie sich Ihr Körperzentrum aktiv und stärker anfühlt.

Es gibt noch eine zweite Variante zur Aktivierung des Powerhouse. Sie erfordert allerdings mehr Balance und Körperbeherrschung. Zusätzlich werden die Fuß- und Beinmuskulatur angestrengt und aufgewärmt.

2. Variante

1. Folgen Sie bis Punkt zwei der obigen ersten Variante.

2. Legen Sie Ihre rechte Handfläche auf den rechten Rippenbogen und Ihre linke Handfläche auf Ihren linken Rippenbogen.

3. Lassen Sie Ihre linke Hand zu Ihrem rechten Rippenbogen wandern.

4. Nun heben Sie bei der Einatmung durch die Nase zuerst den rechten Arm gerade und ausgestreckt nach oben über den Kopf. Während Sie dies tun, kommen Sie Schritt für Schritt auf die Zehenspitze. Nur so weit, wie Sie können! Ein leichtes Anheben der Ferse genügt für den Anfang selbstverständlich auch.

5. Achten Sie darauf, dass Sie Ihre Schultern nicht zu weit nach oben ziehen. Zwischen Ihren Schultern und Ohren sollte noch genügend Platz sein.

6. Beim Ausatmen, wie in Variante eins beschrieben, durch den Mund machen Sie den Schritt zuvor wieder rückgängig, indem Sie den rechten Arm wieder kontrolliert nach unten neben Ihr Becken führen und währenddessen die Füße auf die Fußsohle abrollen und wieder zum Stehen auf beiden Füßen kommen.

7. Jetzt machen Sie beim Einatmen das Gleiche, nur mit der linken Seite, dabei heben Sie den linken Arm gerade und ausgestreckt über den Kopf und heben die Fersen nach oben, um auf die Fußzehen zu kommen.

8. Und dann wieder das Gleiche beim Ausatmen. Lassen Sie Ihre rechte Handfläche auf den linken Rippenbogen wandern und die Fußsohlen sollen wieder vollständig den Boden berühren.

9. Wiederholen Sie das so lange, bis Sie spüren, wie sich Ihr Körperzentrum aktiv und stärker anfühlt.

Die Stakkato-Atmung hilft Ihnen dabei, Ihr Zwerchfell zu trainieren. Atmen Sie immer entweder rasch durch die Nase ein oder rasch durch den Mund aus. Das ist bei dieser Atmung sehr wichtig, sonst kann der Sinn nicht vollständig erfüllt werden.

Stakkato-Atmung

1. Nehmen Sie die Pilates-Grundstellung ein.

2. Heben Sie Ihre beiden geraden und ausgestreckten Arme beim Einatmen über den Kopf.

3. Verlagern Sie beim Ausatmen Ihr Gewicht auf die Fußballen und bringen Sie die Fersen nach oben.

4. Wiederholen Sie diesen Vorgang zweimal bis dreimal.

5. Wenn Sie sich wieder auf den Fußballen befinden, drehen Sie Ihre Handinnenflächen nach vorn. Die Schultern sind entspannt. Atmen Sie zuerst fünfmal rasch durch die Nase ein, drehen Sie die Handrücken nach vorn und dann fünfmal durch den Mund aus.

6. Wenn die Handinnenflächen wieder nach vorn zeigen, bringen Sie Ihre Arme nach oben und mit der nächsten Ausatmung Ihre Fersen auf die Matte zurück.

Die Fußstellung bei Übungen

Es gibt zwei Arten, die Füße während Übungen zu bewegen. Dabei müssen die Füße sich in der Luft befinden. Zum einen „pointet" man die Füße, dabei wird der Fuß gestreckt und die Zehen „pointen" dabei sozusagen einen Punkt und der Fußrücken wird gedehnt. Man kann den Fuß auch „flexen", dabei zieht man die Fußzehen heran und die Rückseite der Beine, die Ferse und die Fußsohle werden gedehnt.

Die Pilates-Grundstellung

Die Pilates-Grundstellung erfordert ein neutrales Becken, Ihre Füße sollen hüftbreit und parallel zueinander ausgerichtet sein. Ihr Powerhouse ist aktiv und Ihr Beckenboden ist angespannt. Ihre Ein- und Ausatmung ist ruhig.

Pilates V-Stellung

Bei dieser Stellung sind Ihre Füße wie ein „V" ausgerichtet. Um in die Pilates V-Stellung zu gelangen, stellen Sie zuerst Ihre Füße parallel zueinander, dann drehen Sie Ihre Vorderfüße jeweils ein Stück nach außen, sodass sie leicht ausgedreht sind. Ihre Fersen müssen sich dabei jedoch noch berühren. Beim Ausführen der Stellung werden die hinteren Oberschenkel- und Gesäßmuskeln grundlegend angespannt. Für die Pilatesübungen, in denen die V-Stellung eingenommen wird, ist sie unterstützend für das richtige Ausführen der Übungen.

Neutrales Becken

Das Becken sollte sich immer in dieser Position befinden, wenn es nicht anders angeordnet ist. Bringen Sie Ihr Becken in die Mitte, sodass Ihr Becken und Ihre beiden Beckenknochen nach vorn zeigen. Ihre Wirbelsäule befindet sich in Ihrer natürlichen Wellenform. Das heißt, die ist wie ein doppeltes „S" ausgerichtet.

WAS IST FASZIEN-PILATES?

Faszien-Pilates ist eine Kombination von Pilates und Faszientraining. Alle positiven Komponenten der beiden Trainingsarten werden gut miteinander gemischt. Das Bindegewebe wird elastischer, der Bewegungsradius vergrößert sich, die Durchblutung verbessert sich, weniger Stresshormone werden ausgeschüttet, die Übungen sind mit hüpfenden, federnden Elementen gepaart und verleihen Ihnen dadurch eine einzigartige Leichtigkeit. Das Fasziengewebe wird durch die Lymphflüssigkeit mit neuen Nährstoffen versorgt. Ohne Faszien würde unser Körper zusammenfallen, nichts wäre mehr an seinem Platz, kein Organ, kein Muskel mehr und auch kein Knochen. Sie bilden unsere menschliche Körperform und stützen uns.

Durch die sanften und federnden Übungen beim Faszien-Pilates wird Ihr Fasziengewebe aktiv, die Verspannungen und das verklebte Gewebe können gelöst werden. Einseitige, sich wiederholende oder mangelnde Bewegung beschleunigen den Prozess der Faszienverklebung. Umso ruhiger

Sie sich fühlen, umso besser wirkt sich das Training auf Ihre Muskeln und Faszien aus. Wenn Sie mit ruckartigen Bewegungen arbeiten, die generell beim Pilatestraining vermieden werden, ist das sehr schlecht für die Muskeln und das Fasziengewebe, sie ziehen sich zusammen und verkleben schneller.

Faszien-Pilates ist eine ruhige Art von Pilates, während des Trainings werden in Ihrem Körper weniger Stresshormone ausgeschüttet. Auch das ist ein ausschlaggebender Faktor für eine geringere Verklebung der Faszien. Durch flexiblere Faszien werden auch Sie flexibler. Sie werden in einen tieferen Dehnungszustand kommen. Zusätzlich werden Sie von lästigen Rückenschmerzen befreit. Auch Kopf- oder Nackenschmerzen entstehen durch Verspannungen und Überspannungen im Oberkörper, Hals- und Kopfbereich, durch das Faszientraining kommt die Nährstoffversorgung und die Faszienflüssigkeit wieder in Fluss.

Wenn Sie sich das Fasziengewebe wie einen Schwamm vorstellen, wird dieser beispielsweise beim Ausrollen des Gewebes mit der Pilatesrolle

„ausgedrückt" und die Lymphflüssigkeit kann abfließen, und beim „Aufsaugen" wird er wieder mit neuer, sauberer Flüssigkeit durchdrängt.

Nach dem Training können Sie Ihre Muskeln durch „Ausrollen" belohnen. Dabei muss man immer zum Herz hin die Faszien ausrollen! Es kann schädlich sein, wenn Sie in die falsche Richtung ausrollen, es kann zu Problemen mit den Venenklappen kommen, die Venen werden geweitet und es können Krampfadern entstehen.

Mit der Pilates-/Faszienrolle kann man den Großteil des Körpers erreichen. Den Rücken, die Beinen: die Beinrückseite, die Beinvorderseite und die Seiten der Oberschenkel; das Gesäß, das Steißbein. Mit der Mini-Faszienrolle können Sie Ihre Fußsohlen auf dem Boden, Ihre Arme an den Außenseiten, Ihren Rücken und das Gesäß an der Wand ausrollen. Dazu sehen Sie die Wand einfach wie sonst den Boden. Stellen Sie sich vor eine leere Wand und befreien Sie mit sanftem Druck Richtung Herz die Faszien von den Verfilzungen und Verklebungen. Die zuvor beschriebenen Kopf-

und Nackenschmerzen lösen Sie am besten mit einem Faszienball.

Es ist immer von Vorteil, das herkömmliche Pilates mit Faszien-Pilates abzuwechseln. Ihr Horizont wird erweitert und Sie bekommen einen erweiterten Blick auf eine andere Facette von Pilates.

DAS TRAINING RICHTIG PLANEN

Zuerst ist es wichtig, dass Sie sich in Ruhe alle Übungen detailliert anschauen, um zu sehen, wie der Ablauf der Bewegung ist, welche Muskeln aktiviert und gebraucht werden, wie viele Wiederholungen zu empfehlen sind. Entweder schauen Sie sich Abbildungen der Übungen an oder Sie schauen sie sich „live" bei einem Pilatesprofi an. Das letztere ist natürlich die bessere Wahl, da Sie zusätzlich bei Bedarf Fragen stellen können und Ihre Körperhaltung verbessert werden kann. Sie können trainieren, wann und wo Sie wollen. Am besten ist es, wenn Sie vor dem Training festlegen, ob Sie lieber seltener eine lange Einheit absolvieren möchten oder ob Sie mehrmals die Woche eine kürzere Einheit bevorzugen. Es gibt verschiedene Arten, ein Work-out zu gestalten. Dabei gibt es Basisübungen, Übungen im Stand, Übungen auf der Matte/dem Boden und zusätzliche Dehnübungen. Sie sollten immer alle vier Übungsarten abwechselnd in Ihr Trainingsprogramm einbauen. Natürlich ist es für den Körper und die Muskeln sehr ratsam und gesund, wenn Sie am Ende jeder Einheit einige Dehnungen machen. Achten Sie beim Dehnen darauf, dass Sie für eine gewisse Zeit in der Dehnposition verweilen und nicht mit Gewalt oder federnden Bewegungen eine weitere für Ihren Körper zu starke Dehnung erzwingen.

Bevor Sie sich während der Übungen weiterbewegen, atmen Sie ein. Verharren Sie noch kurz in der Endbewegung der Übung. Das hilft Ihnen dabei, sich den Ablauf und die Ausführung der Übung besser zu merken, da Sie sie intensiver wahrnehmen. Vielleicht fallen Ihnen viele Übungen schon nach wenigen Einheiten leicht. Sie sollten den Schweregrad der Übungen mit der Zeit erhöhen, sonst gewöhnt sich Ihr Körper an sie und wird nicht mehr so stark gefordert. Bei Übungen, bei denen Sie mit dem Rücken auf der Matte liegen, fallen Sie nicht ins Hohlkreuz, aber drücken Sie Ihren unteren Rücken auch nicht zu sehr in die Matte. Dasselbe gilt für die Übungen auf der linken und der rechten Körperseite. Lassen Sie immer ein wenig Luft zwischen der Taille und der Matte. Legen Sie Ihre obere Hand vor sich auf die Matte. So können Sie sich vom Boden wegdrücken und gewinnen an Halt. Ihr Kopf ist entweder in der Luft und Sie stützen ihn mit der Hand oder er liegt auf Ihrem ausgestreckten Oberarm. Beachten Sie immer und bei jeder Bewegung im Pilates, dass Sie eine gerade Haltung haben. Bei Übungen mit gestreckten Armen oder Beinen kontrollieren Sie, ob es diese auch sind. Wenn das nicht der Fall ist, trauen Sie sich, sich selbst zu korrigieren.

Einfache Grundübungen zum Nachmachen

FÜR BEINE UND BAUCH

Bei dieser Übung wird Ihre Bauchmuskulatur effektiv gestärkt und Ihre Wirbelsäule befindet sich in Ihrer natürlichen neutralen Position.

1. *Legen Sie sich zuerst mit dem Rücken auf die Matte.*

2. *Atmen Sie durch die Nase ein. Ihr Bauchnabel zieht nach innen Richtung Wirbelsäule.*

3. Atmen Sie wieder durch den Mund aus und heben Sie beide Beine im 90 Grad Winkel nach oben. Ihre Knie sollten sich direkt in einer geraden Linie über Ihrem Gesäß befinden. (Table Top Position)

4. Wenn Sie erneut ausatmen, führen Sie das rechte Bein mit der Fußspitze Richtung Matte. Die Fußspitze muss nicht unbedingt die Matte berühren. Zwischen Ober- und Unterschenkel ist immer noch der 90 Grad Winkel vorhanden.

5. Beim Einatmen führen Sie das Bein wieder nach oben, sodass sich Ihr rechtes Knie wieder neben dem linken Knie befindet.

6. Führen Sie beim nächsten Ausatmen diesmal das linke Bein mit der Fußspitze Richtung Matte.

7. Wiederholen Sie diese Übung mit jedem Bein noch weitere viermal.

Die Schulterbrücke

Die Schulterbrücke kräftigt die Muskulatur im Rücken und der Beckenboden wird gekräftigt. Für die Wirbelsäule ist die Schulterbrücke perfekt geeignet. Sie mobilisiert sie und gibt ihr mehr

Beweglichkeit. Wenn sich zwei Wirbel auf einmal abrollen, kann dort eine Blockade bestehen. Dann ist es zu empfehlen, diese Übung noch einige Male mehr auszuführen.

1. Legen Sie sich mit dem Rücken auf die Matte. Ihre Handinnenflächen liegen flach neben Ihrem Becken.

2. Stellen Sie Ihre Beine auf, die Fußsohlen stehen auf der Matte in der Nähe des Gesäßes.

3. Atmen Sie durch die Nase ein, um Ihr Powerhouse zu aktivieren.

4. Nun heben Sie beim Ausatmen Ihr Becken nach oben. Dabei rollt sich Ihre Wirbelsäule Wirbel für Wirbel nach oben auf, bis zur Spitze der Schulterblätter. Jetzt ist Ihr Gewicht auf die Schulterblätter und die Fußsohlen verteilt.

5. Atmen Sie, wenn Sie oben sind, ein.

6. Beim Ausatmen senken Sie Ihr Becken und rollen Sie wieder Ihre Wirbelsäule Wirbel für Wirbel nach unten ab.

7. Wenn Sie mit dem kompletten Rücken auf der Matte liegen, wiederholen Sie diesen Vorgang noch einige Male.

Der Schwan

Der Schwan ist besonders gut für die Kräftigung der Rückenmuskulatur und Sie bekommen eine aufrechtere Haltung während der Übung, da Ihr Körper ausgestreckt ist.

1. Legen Sie sich mit dem Bauch auf die Matte.

2. Legen Sie Ihre flachen Hände neben Ihrem Brustbein auf beiden Seiten ab. Ihre Beine sind nach hinten ausgestreckt. Ihre Fußrücken liegen auf der Matte.

3. Ihre Scheitelkrone zeigt nach vorn und die Nasenspitze Richtung Matte nach unten. Ziehen Sie Ihren Hals in die Länge. So aktivieren Sie Ihr Powerhouse.

4. Atmen Sie durch die Nase ein und heben Sie Ihren kompletten Oberkörper nach oben. Bei Ihrem Schambein halten Sie an.

5. Bleiben Sie für wenige Sekunden in dieser Position.

6. Beim Ausatmen rollen Sie Ihren Oberkörper wieder auf die Matte zurück.

7. Wiederholen Sie das Ganze bis zu achtmal.

Single Leg Stretch
1. Legen Sie sich mit dem Rücken auf Ihre Pilates-Matte.

2. Ziehen Sie Ihr rechtes und linkes Knie an Ihren Brustkorb heran.

3. Ziehen Sie sich beim nächsten Einatmen nach oben, sodass Ihr Kopf in die Nähe der Knie kommt. Strecken Sie Ihr rechtes Bein in die Luft nach oben.

4. Ihr linkes Knie ist noch an den Oberkörper herangezogen.

5. Ihre linke Hand ruht auf dem unteren Schienbein und Ihre rechte Hand auf dem linken Knie.

6. Als Nächstes wechseln Sie die Knie ab. Hierfür ziehen Sie Ihr rechtes Knie an den Oberkörper heran.

Hier ruht dann Ihre rechte Hand auf dem unteren rechten Schienbein und Ihre linke Hand auf dem rechten Knie. Ihr linkes Bein ist nach oben in die Luft ausgestreckt.

7. Versuchen Sie, auf die Atmung zu achten, und führen Sie die Wechsel zügig durch.

Rolling Like a Ball
Bei der folgenden Übung rollen Sie sehr vorsichtig, wenn Sie die Übung noch nie gemacht haben. Und rollen Sie, wenn Sie sich nach unten abrollen, nicht zu weit auf den Nacken.

1. Legen Sie sich mit dem Rücken auf Ihre Matte.

2. Ziehen Sie beim Einatmen Ihre Knie bis zu Ihrem Dekolleté heran und gleichzeitig heben Sie den Kopf und Oberkörper bis zum mittleren Rücken von der Matte ab, Ihre Hände fassen entweder Ihre Knöchel oder Ihre Kniekehlen.

3. Ihre Nasenspitze sollte sich zwischen den Knien befinden.

4. Jetzt rollen Sie sich beim Einatmen bis zu den Schulterblättern nach unten.

5. Beim Ausatmen rollen Sie sich wieder nach oben in die Ausgangshaltung.

6. Wiederholen Sie das Auf- und Abrollen nach Belieben noch mehrere Male.

Die Säge

Bei der Säge wird Ihre Beweglichkeit der Wirbelsäule gefördert, die Rückenmuskulatur wird gedehnt. Dies werden Sie auch bemerken. Die Pilatesübung heißt so, weil man, während man nach vorn kommt, so wirkt, als wolle man die Zehen „absägen".

1. Setzen Sie sich mit nach vorn ausgestreckten Beinen auf Ihre Matte.

2. Strecken Sie nun Ihren rechten und linken Arm jeweils zur Seite aus. Ihre Handflächen zeigen nach unten.

3. Achten Sie darauf, dass Sie noch beide Hände in Ihrem äußersten Blickwinkel wahrnehmen können.

4. *Für einen stabileren Sitz spreizen Sie die Beine etwas mehr nach außen, sodass sie ein wenig breiter gespreizt sind als die Matte.*

5. *Atmen Sie ein und drehen Sie sich nach rechts auf. Ihren rechten Arm führen Sie hinter Ihren Körper nach oben. Der Daumen ist aufgedreht und jetzt zeigt Ihre Handfläche zur Decke.*

6. *Ihre linke Hand führen Sie zu Ihrem rechten Fuß. Die Handinnenfläche zeigt zur Matte. Ihr Blick ist nach hinten gerichtet und folgt Ihrer linken Hand.*

7. *Atmen Sie aus und dehnen Sie sich noch mehr auf.*

8. *Wechseln Sie die Seite und führen Sie den linken Arm nach hinten, Ihr Daumen ist wieder aufgedreht und Ihre Handfläche zeigt zur Decke.*

9. *Bewegen Sie Ihre rechte Hand zu Ihrem linken Fuß.*

Criss Cross
Bei der Übung „Criss Cross" wird vor allem die tief liegende Bauchmuskulatur trainiert. Sie wird Ihnen vielleicht aus anderen Sportarten bekannt

vorkommen. Es sind Sit-ups, nur dass man sich mit dem Ellenbogen zum gegenüberliegenden Knie dreht, statt gerade nach oben zu gehen. Außerdem sind die Beine nicht aufgestellt, sondern sie schweben in der Luft und werden herangezogen.

1. Legen Sie sich auf die Matte mit dem Rücken. Legen Sie zuerst den Kopf auf der Matte ab.

2. Ihren Kopf legen Sie in die Hände. Die Hände sind verschränkt.

3. Heben Sie die Knie nach oben, sodass ein 90-Grad-Winkel zwischen Ober- und Unterschenkel entsteht. (Table Top Position)

4. Heben Sie nun den Kopf samt den Händen nach oben. Ihr Blick ist nach vorn auf die Knie und Oberschenkel gerichtet.

5. Beim Ausatmen strecken Sie Ihr linkes Bein nach vorn in die Luft aus. Ziehen Sie Ihr rechtes Knie so nah an sich heran, wie es geht. Ihr Oberkörper dreht sich zum angewinkelten Knie und der linke Ellenbogen versucht, es zu berühren. Atmen Sie aus.

6. Wechseln Sie nun die Seite beim Einatmen. Jetzt ist Ihr rechtes Bein nach vorn ausgestreckt und das linke angewinkelte Knie ist nah am Oberkörper. Ihr Oberkörper schaut zur Seite nach links und ist zu Ihrem linken Bein ausgerichtet. Der rechte Ellenbogen will Ihr linkes Knie berühren.

7. Wiederholen Sie die Übung noch so lange, bis jede Seite fünfmal dran war.

Das Nadelöhr
Bei der Übung „Nadelöhr" werden die Arm- und Schultermuskulatur gekräftigt. Aber auch die Rumpfmuskulatur und die Wirbelsäule werden dadurch beweglicher. Ihr Balancegefühl wird gestärkt, Sie müssen sich besser konzentrieren und gewinnen auch bei anderen Übungen Stabilität.

1. Kommen Sie auf Ihrer Matte in den Vierfüßlerstand.

2. Strecken Sie beim Ausatmen Ihr rechtes Bein nach hinten aus. Die Zehen und der Fußrücken ruhen auf der Matte.

3. Bei der nächsten Einatmung strecken Sie den linken Arm parallel zum Boden.

4. Ausatmend heben Sie Ihren linken Arm nach oben und strecken ihn gerade aus, Ihre Fingerspitzen zeigen zur Decke und die Handinnenfläche ist offen. Der Brustkorb dreht zur linken Seite auf.

5. Solange die Einatmung andauert, verweilen Sie in dieser Position.

6. Beim nächsten Ausatmen führen Sie Ihren linken Arm unter Ihrem Oberkörper hindurch, sodass er unter Ihnen zur Seite nach rechts zeigt.

7. Wiederholen Sie erst die eine Seite mehrmals und führen Sie dann den rechten Arm zur linken Seite unter Ihrem Körper hindurch.

GANZKÖRPERÜBUNGEN

Ganzkörperübungen sind gerade am Anfang sehr fordernd, da Ihre komplette Muskulatur für das Halten in dieser Position arbeiten und reagieren muss. Zudem ist es toll, in sein normales Trainingsprogramm regelmäßig diese Übungen einzubauen. Sie werden rapide Erfolge erzielen, und das viel schneller als mit nur herkömmlichen Standardübungen.

Leg Pull Back

Der Leg Pull Back ist eine dieser unkomplizierten Ganzkörperübungen. Die gesamte Körperrückseite, die Hüftbeuger, Schulter- und Armmuskeln werden gestärkt. Es gibt zwei Varianten. Für Pilateseinsteiger ist die erste Variante für den Anfang leichter und weniger anstrengend. Probieren Sie trotzdem im Lauf der Zeit auch die zweite Variante.

1. Kommen Sie auf Ihrer Matte in eine umgekehrte Liegestützposition. Dafür bringen Sie Ihre Handinnenflächen auf die Matte in einer geraden Linie unter den Schultern, Ihre Finger sind ein wenig gespreizt.

2. Drücken Sie sich beim Ausatmen nach oben, heben Sie Ihr Gesäß und Becken in die Luft. Ihre Fersen berühren nur noch den Untergrund, der Rest des Fußes schwebt ebenfalls in der Luft.

3. Jetzt können Sie wieder einatmen und kurz in dieser Position verharren.

4. Ausatmend senken Sie Ihr Gesäß und Becken wieder auf die Matte. Das ist die erste Variante.

5. Bei der zweiten Variante drücken Sie sich wieder wie oben beschrieben nach oben.

6. Nun können Sie zusätzlich erst ein Bein nach vorn oben strecken, es auf die Matte absetzen und dann das Gleiche mit der anderen Seite wiederholen.

7. Machen Sie mit jeder Seite noch ein paar Wiederholungen.

Plank Position

Die Plank Position werden Sie wahrscheinlich schon einmal bei anderen Trainingsarten gesehen haben. Sie ist wie eine Liegestütz, ohne dass man mit dem Körper heruntergeht und sich wieder nach oben drückt, stattdessen verweilt man in dieser Haltung. Es werden Rücken, Bauch, Schultern, Arme, Oberschenkel und Gesäß trainiert. Wichtig dabei ist, dass man die Plank Position nur so lange hält, wie man nicht ins Hohlkreuz fällt. Als Einsteiger können Sie zwischendurch die Knie kurz auf der Matte absetzen und die Übung mit gleicher Sekundenanzahl zwei- bis dreimal wiederholen. Es ist egal, ob Sie z. B. diese Position 60 Sekunden am Stück halten oder zweimal 30 Sekunden lang mit kleiner Pause. Ihr Rücken sollte auch nicht rund sein und Ihre Knie nicht gebeugt.

1. Kommen Sie auf Ihrer Matte in den Vierfüßlerstand.

2. Stützen Sie sich entweder auf Ihre gespreizten Hände oder kommen Sie mit Ihren Händen in eine „Gebetshaltung". Das bedeutet, Sie führen Ihre beiden Hände vor Ihrem Körper in der Mitte zusammen und verschränken die einzelnen Finger ineinander. Beachten Sie, dass Ihre Schultern und Ihre Ellenbogen in einer geraden Linie zueinander sind.

3. Strecken Sie Ihre Beine nach hinten aus. Ihre Fußspitzen und Zehen berühren die Unterlage.

4. Nun bilden sie zusammen mit den Handinnenflächen bzw. den Ellenbogen die vier Eckpunkte.

5. Halten Sie diese Position so lange, wie es für Sie persönlich geht. Atmen Sie dabei im gleichen Atemrhythmus wie zuvor weiter.

Wie wirkt sich Pilates positiv auf Ihren Körper aus?

„NACH 10 STUNDEN SPÜRST DU ES. NACH 20 STUNDEN SIEHST DU ES UND NACH 30 STUNDEN HAST DU EINEN NEUEN KÖRPER." – JOSEPH H. PILATES

D ieses bekannte Zitat von Joseph Pilates beschreibt genau die Vorgänge nach dem Einstieg in Pilates. Zuerst lernt man selbst, wie auch der Körper die neue Sportmethode samt Konzept kennenlernt, und der Körper merkt nach kurzer Zeit bereits spürbare

Veränderungen. Danach kommt die Umformung der oberflächlichen Muskulatur wie auch der tief liegenden Muskulatur hinzu. Sie werden auch mit viel mehr Leichtigkeit alltägliche Bewegungen meistern. Sie werden mit der Zeit anfangen, das Gefühl während der Pilates-Übungen zu verinnerlichen und versuchen, es bei Ihren Bewegungsabläufen im Alltag zu integrieren. Sie werden merken, dass Sie selbst bei der Hausarbeit, beim Treppensteigen oder der Zeit im Grünen die Bewegungen und Muskeln besser wahrnehmen und den Bewegungsradius ausweiten können.

Ihre Körperhaltung: Sie wird sich garantiert verbessern. Sie werden sich nach kurzer Zeit auch selbst korrigieren können, wenn Ihre Körperhaltung schief wirkt. Das hebt ebenso Ihre Stimmung, Sie laufen viel selbstbewusster durchs Leben. Sie werden sich auch größer fühlen, das liegt daran, dass Sie Ihre Wirbelsäule besser aufrichten werden.

„NICHT UNSER AUSSEHEN MACHT UNS JUGENDLICHER, SONDERN UNSERE HALTUNG. "

Steigerung der Flexibilität: Durch die zahlreichen Übungen, die so ziemlich alle Körperregionen ansprechen, werden die Muskeln, Sehnen, Bänder und Faszien bewegt und beansprucht, aber auch gedehnt. Die Dehnungen lösen Blockaden und Spannungen im Körper. Diese können zuvor sehr schmerzhaft und belastend gewesen sein. Bei einem professionellen Pilates-Training wird darauf geachtet, dass sich Belastung während des Ausführens der Übungen mit Dehnung und Entlastung danach ausgleicht. Ohne diese beiden letzteren Komponenten kann es sogar zu noch mehr Spannungsgefühl im Körper kommen.

Entgegenwirken von Krankheiten:

✷ Die Wirbelsäule und die Rücken- und Rumpfmuskulatur werden mobilisiert und Rückenschmerzen sowie rheumatischen Erkrankungen wird entgegengewirkt. Die Bauchmuskulatur wird durch die Pilateseinheiten gekräftigt und kann besser den Rücken stützen. Auch bei Gleitwirbeln, Skoliose und sogar nach Bandscheibenvorfällen ist Pilates gut.

✶ Eine andere positive Eigenschaft von Pilates ist, dass es gegen Cellulite hilft und Sie bereits fortge-schrittene wieder mindern kann. Einige Übungen, wie z. B. spezielles Pilates mit integrierten Faszien-Übungen, straffen die Haut und die Zellen werden wieder besser durchblutet und sie können sich erneuern.

✶ Auch der mentale Aspekt von Pilates ist super. Wenn Sie unter einem Burn-out-Syndrom, de-pressiven Verstimmungen, Depressionen oder Tinnitus leiden, unterstützt Sie Pilates dabei, sich wieder in Ihrem Körper wohler zu fühlen und sich so anzunehmen, wie Sie sind. Sie können in Ihrem Tempo zur Ruhe kommen. Und Bewegung aller Art hebt nachweislich die Stimmung.

★ Pilates fördert Ihre Leistungsfähigkeit, Ihr Aufnahmevermögen wird erweitert und Sie werden sich länger konzentrieren können. Dies alles ist möglich, da Sie eine neue Technik erlernen werden, die Sie dazu führt, eine tiefere Entspannung zu erreichen.

★ Bei Kreislaufproblemen werden Sie, vorrangig in den Übungen im Liegen, bemerken, wie Ihr Kreislauf angeregt wird und die Energie Ihren kompletten Körper wieder durchfluten kann.

★ Pilates ist ein optimales Beckenbodentraining. Wenn man einen schwachen Beckenboden hat, ist die Muskulatur nicht stabil genug. Das kann zu einer Blasenschwäche führen. Beim Pilatestraining ist die Stärkung der Beckenbodenmuskeln ein toller Nebeneffekt und es gibt einfache, schnell auszuführende Übungen, die gut für den Beckenboden sind.

★ Pilates hilft Ihnen beim Abnehmen. Wenn Sie sich auch in Ihrem alltäglichen Leben gesund und abwechslungsreich ernähren und eine gute

Ausdauer besitzen, verhilft Ihnen Pilates bestimmt zu einem wünschenswerten Lebensstil. Die schnellste Methode, um Gewicht zu verlieren, ist es bestimmt nicht, aber mit der Zeit verändert sich Ihre Muskelmasse und -verteilung. Und umso mehr Muskeln man besitzt, umso mehr Kalorien können auch verbrannt werden.

✶ Pilates ist für Menschen jeder Altersklasse geeignet. Es ist auch bis ins hohe Alter praktizierbar. Es ist gelenkschonend, da man nicht springen, ruckartig reißen oder schwere Gewichte heben muss. Die globalen Stabilisatoren werden im Training geschult, somit kann auch die Tiefenmuskulatur besser reagieren und beispielsweise Stürze können vermieden werden. Im Alter bauen sich die Muskeln schneller ab, dem kann auch entgegengewirkt werden.

Interessante Fakten über Pilates

Pilates wird Sie immer wieder aufs Neue überraschen. Durch die vielen unterschiedlichen Sequenzen wird es Ihnen nie langweilig werden und sicherlich werden Sie auch folgende interessante Fakten davon überzeugen, in Ihrer Zukunft Pilates auszuüben.

∞ Wie im ersten Kapitel erwähnt, stammt der Pilates-Begründer aus Deutschland.

∞ Pilates wurde in seiner Anfangszeit nur „contrology" genannt.

∞ Joseph Pilates war davon überzeugt, bereits nach 30 Trainingsstunden in einem neuen Körper zu wohnen.

∞ Seine Idee zur Entwicklung der Pilates-Methode kam ihm, da er selbst von Geburt an unter schweren Krankheiten und körperlichen Beschwerden litt.

∞ Joseph Pilates beobachtete als Kind nicht nur die Bewegungsabläufe und die Anatomie des Menschen, sondern auch die von Tieren.

∞ Pilates ist sehr förderlich für Balletttänzer und wird auch von vielen als Ausgleichsport ausgeübt.

∞ Ein weiterer Fakt zum Thema Ballett: Das erste Pilates-Studio der Welt, das sich in New York City befand, war im gleichen Haus wie das New York City Ballett untergebracht.

∞ Den Begriff „Pilates" hat Joseph Pilates als Gründer nie schützen lassen. Einige seiner erfundenen Sportgeräte dagegen schon.

∞ Pilates ist eine Form von Widerstandstraining.

∞ Ohne hohe Aufmerksamkeit hat Pilates keine große Wirkung.

∞ Durch das Konzept von Pilates wird der Rücken auf eine besondere Weise unterstützt, die sonst keine Form von Sport kann.

∞ Pilates fördert die Durchblutung und den natürlichen Fluss der Lymphflüssigkeit.

Yoga vs. Pilates

Zurzeit sind beide Sportarten sehr im Kommen und das Angebot in Fitnessstudios, Vereinen oder auch das private Trainerangebot hat sich vervielfacht. Yoga und Pilates sind sehr gesund für Körper und Geist. Beide konzentrieren sich nicht nur auf das körperliche Wohlbefinden, sondern sie tragen auch zum emotionalen Wohlbefinden bei.

Yoga ist vor tausenden Jahren in Indien entstanden, es ist eine philosophische Lehre. Diese Lehre stammt aus dem Hinduismus und teilweise aus dem Buddhismus. Pilates dagegen wurde erst vor ca. hundert Jahren von einer einzelnen Person entwickelt. Yoga ist viel spiritueller und es soll auch die Seele in Einklang bringen. Im Pilates wird zwar von Körper und Geist als Einheit gesprochen, aber es ist nie die Rede von einer Seele. Hinter Yoga steckt somit eine Philosophie und hinter Pilates ein Ganzkörpertraining.

Die Atmung unterscheidet sich auch. Beim Yoga wird weitestgehend durch die Nase geatmet (Brust- oder Bauchatmung), beim Pilates erfolgt die Einatmung durch die Nase und die Ausatmung durch den Mund. Hierbei benutzt man größtenteils die Zwerchfellatmung, dabei wird die Luft besonders tief ein- bzw. ausgeatmet. Der Sinn und die Wichtigkeit der Atmung für die Übungen ist unterschiedlich. Beim Yoga sollen mit der passenden Atemtechnik die Gedankenwelt und das Bewusstsein entspannt werden. Beim Pilates unterstützt sie und begleitet die Übungen, trotzdem besitzt sie einen gewissen Wert und ist eine Hilfe.

Wie schon im Kapitel „Die sechs Grundprinzipien" bei Bewegungsfluss beschrieben, sind beim Pilates die Wiederholungen und das Ziel der größeren Beweglichkeit und besseren Körperhaltung das Ziel. Beim Yoga sind keine mehrfachen Wiederholungen oder das Zählen gleicher Übungen bedeutend. Es wird eher darauf geachtet, die Übungen zu halten, in ihnen zu verharren oder sie werden in einem „Flow" fließend fortgesetzt.

Auch der Anfang und das Ende der jeweiligen Einheit in Yoga und Pilates sind unterschiedlich aufgebaut. Eine Yogaeinheit endet meist mit einer Entspannung, Meditation oder Traumreise, dabei verweilt man in einer bestimmten Stellung über einen Zeitraum. Am Ende einer Pilateseinheit wird es ebenfalls entspannter, aber der Unterschied besteht darin, dass es bei einer Entspannung eher um die Dehnung der belasteten Muskeln geht und weniger um die Abschaltung des Geistes.

Genauso, wie es Unterschiede der beiden Trainingsarten gibt, gibt es auch Gemeinsamkeiten. Beide Arten des Trainings sind sehr gesund für den Körper, sie helfen den Menschen, ihre Gesundheit zu bewahren und erhalten bereits aufgebaute Muskeln und die Dehnbarkeit im Körper.

Rheumatische Krankheiten und Entzündungen werden gestoppt und können sogar in die Gegenrichtung gelenkt werden, also wieder ins Positive für die Gesundheit. Sie sollen einem das Gefühl geben, besser den Körper wahrnehmen zu können. Sie versprechen ein eindeutig gesteigertes Wohlbefinden. Vor allem Spannungsgefühle können abgebaut werden. Sie sollen beide bei schwierigen Alltagssituationen Klarheit verschaffen und man soll auf das während des Trainings Gelernte zurückgreifen können. Es ist sehr empfehlenswert, den Unterschied selbst zu testen. Wenn Sie Yoga ausüben, wird es Ihnen bestimmt im Pilatestraining weiterhelfen, und wenn Sie sich mit Pilates beschäftigen, wird es Ihnen auch im Yogatraining effektiv helfen.

Die Motivation, um weiterzumachen

Wenn Sie es geschafft haben, sich Pilates zu Herzen zu nehmen, wird es Ihnen sehr leichtfallen, damit weiterzumachen. Es gibt einige Tricks und Tipps, wie es Ihnen gelingt, mit Motivation am Pilatestraining festzuhalten.

Für Sie ist es eindeutig leichter, wenn Sie Gleichgesinnte finden, die mit Ihnen dieses sportliche Hobby teilen. So freuen Sie sich nicht nur auf den sportlichen Teil, sondern auch auf die Begleitung anderer Menschen.

Am besten und schnellsten treffen Sie Menschen mit gleichem Interesse in einem Pilateskurs. Sie können Ihre Gedanken und Bedenken teilen. Wenn es ein gemischter Kurs mit bereits fortgeschrittenen Teilnehmern ist, müssen Sie keine Angst vor zu schweren Übungen haben oder dass Sie bei dem Kursniveau nicht mithalten können. Es ist für Sie vielleicht sogar motivierend, wenn Sie die Übungen mehrfach vorgezeigt bekommen, oder Sie können sehen, wohin ein regelmäßiges Pilatestraining führt. Außerdem ist es für den Anfang sehr ratsam, mit einem professionellen Trainer/-in zu trainieren. Er/Sie kann Ihnen sauber und ohne Fehler jede einzelne Übung vorzeigen und Sie gegebenenfalls korrigieren. Wenn Sie ohne professionelle Hilfe beginnen möchten, kann es sein, dass Sie aus Versehen kleine Fehler bei der Haltung oder der Ausführung der Übungen angenommen haben. Umso länger Sie diese schon verinnerlicht haben, umso schwerer wird es, sie durch die richtigen Bewegungen zu ersetzen.

Belohnen Sie sich bei dem Beibehalten dieses Hobbys! Zum Beispiel mit einem neuen Sportoutfit, dem Besuch eines Konzerts oder einem Besuch im Nagelstudio. Was auch immer es sein mag, es sollte auf jeden Fall etwas sein, dass Sie gern machen oder was Sie sich schon immer gewünscht haben. Vielleicht reicht Ihnen auch einfach das Gefühl, dass Sie nach dem Training empfinden. Selbst, wenn es Ihnen zuvor schlecht ging oder Sie müde waren, werden Sie bemerken, wie wach und frisch Sie sich fühlen werden. Es wird Energie zugunsten Ihres Wohlbefindens freigesetzt. Falls Sie einmal eine ruhigere Pilateseinheit bevorzugen, machen Sie sich keinen Stress und machen Sie nur das, wozu Sie sich auch gerade in der Lage fühlen.

Andere Sportarten, die Sie auch ausüben, werden Sie motivieren! Beim Schwimmen oder Krafttraining werden Sie schon die positiven Auswirkungen des Pilatestraining spüren. Sie gewinnen nicht nur eine zusätzliche Sportart, sondern gewinnen Erfahrung für andere Sportarten. Viele

Bewegungsabläufe sind bei verschiedenen Sport-stilen anwendbar, aber das Wichtigste ist, dass Sie das lieben, was Sie tun.

Herstellung und Verlag:
BoD – Books on Demand, Norderstedt
ISBN: 9783755773412

© Carlotta Meinders 2022
1. Auflage
Kontakt: Psiana eCom UG/ Berumer Str. 44/ 26844 Jemgum
Covergestaltung: Fenna Larsson
Coverfoto: depositphotos.com